AF319652

DE L'ULCÉRATION

DES

CICATRICES RÉCENTES

SYMPTOMATIQUE

DE LA

NYMPHOMANIE OU DE L'ONANISME

PAR

Le Docteur H^{te} BARADUC

Ancien interne des hôpitaux civils de Paris, Membre de a Société anatomique
Chevalier de la Légion d'honneur.

PARIS

LIBRAIRIE DE J.-B. BAILLIÈRE et FILS

19, rue Hautefeuille, près du boulevard St-Germain.

1872

DE L'ULCÉRATION

DES CICATRICES RÉCENTES

SYMPTOMATIQUE

DE LA NYMPHOMANIE OU DE L'ONANISME

———

L'ulcération dont nous allons nous occuper, et que nous désignons sous le nom d'ulcération symptomatique, a son siége constant sur les cicatrices récentes et ne ressemble à aucune forme ulcéreuse décrite par les auteurs.

Ses caractères différentiels sont faciles à établir :

L'ulcération symptomatique particulière aux cicatrices nouvelles, est superficielle et diffère en cela de l'ulcère fistuleux.

L'absence de toute dureté, de tout engorgement sur la cicatrice récente sur laquelle se développe l'ulcération symptomatique, supprime tout rapport possible entre elle et l'ulcère calleux ou atonique.

Il est plus impossible encore de confondre l'ulcération symptomatique avec l'ulcère variqueux ; car elle affecte une physionomie entièrement opposée, et la topographie des régions où elle se développe est aussi variée que celle de l'ulcère variqueux est restreinte.

L'ulcération symptomatique semble être le résultat

du dépôt interstitiel d'une matière plus visqueuse, moins crétacée, que celle du tubercule miliaire, mais lui ressemblant beaucoup : lequel dépôt se fait toujours sous l'épithélium et revêt la forme d'une petite vésicule ayant son siége sur un point quelconque de la surface d'une cicatrice récente.

Ulcères fongueux, verruqueux, etc., ont encore moins de rapports avec l'ulcération symptomatique. Parmi les ulcères décrits par Marjolin, sous le nom d'ulcères par causes internes, un seul, l'ulcère vénérien, *le chancre de Hunter* présente avec elle une certaine ressemblance par ses bords taillés à pic ou à l'emporte-pièce et par son fond grisâtre. Mais l'ulcération symptomatique des cicatrices récentes diffère du chancre huntérien, par sa vésicule d'origine, par son siége qui est susceptible de varier à l'infini, autant que peut le faire le siége des plaies cutanées ; enfin, elle en diffère encore par l'absence de toute induration et par la surface sur laquelle elle se produit, laquelle est constamment celle d'une cicatrice nouvelle ne présentant aucun caractère syphilitique.

Ainsi la forme vésiculaire du début et l'aspect de granulation miliaire qu'elle présente alors, de même que le siége constant de l'ulcération symptomatique à la surface, centre, bords ou limbe d'une cicatrice récente, ne permettront jamais de confondre cette forme ulcéreuse avec aucun ulcère à cause interne, voire même avec le chancre huntérien, avec lequel elle a quelques microscopiques rapports de physionomie.

Le genre d'ulcération que je vais décrire, et dont aucun auteur n'a parlé jusqu'à ce jour, est plus particulièrement du domaine du jeune âge ou de l'adolescence ; on l'observe beaucoup plus rarement chez les adultes.

A la suite des plaies simples, mais surtout à la suite des fractures compliquées de plaies, des brûlures, des amputations, etc., etc., il survient parfois, sur la cicatrice nouvelle ou en cours de développement, et cela chez les jeunes gens des deux sexes, un petit bouton, un point blanc jaunâtre peu proéminent, de la grosseur, de la forme et de la couleur d'un grain de millet.

C'est une petite vésicule contenant une matière un peu visqueuse qui produit le soulèvement d'un épithélium transparent et de nouvelle formation. Cette membrane se déchire au bout de 24 ou 36 heures et laisse voir une ulcération irrégulière, à fond grisâtre ou jaunâtre, dont les bords sont presque taillés à pic et restent souvent revêtus de la matière qui occupe le fond de l'ulcération. Parfois ces bords offrent en miniature, quelque ressemblance avec les bords des chancres huntériens ; mais les ulcérations en sont moins étendues et n'acquièrent une surface d'un à deux centimètres, que lorsque plusieurs se sont réunies entre elles. Les bords sont sans duretés, sur le même plan que la cicatrice ; le fond de ces petites ulcérations n'est jamais à plus d'un millimètre de la surface et leur caractère constant est de se développer toujours sur des cicatrices de formation récente.

Souvent il existe une seule ulcération sur un point de la nouvelle cicatrice ; quelquefois il s'en développe deux à distance l'une de l'autre, succédant toujours à leur vésicule miliaire. Dans d'autres circonstances on voit, dans le voisinage de l'ulcération, une ou plusieurs granulations miliaires, qui se convertissent promptement en ulcérations par la rupture de l'epithélium sous lequel, ou dans l'épaisseur duquel, la matière visqueuse grisâtre ou jaunâtre est déposée. Plusieurs ulcérations se réunissent alors pour en former une seule plus étendue, à bords irrégulièrement dentelés, *taillés à pic s'il sont dépouillés de la matière visqueuse jaunâtre ;* mais paraissant inclinés, de la surface vers le fond, lorsqu'ils sont revêtus ou doublés de cette matière qui, en recouvrant le fond et les anfractuosités des bords, en dissimule ou en masque la configuration réelle.

J'ai souvent observé ces ulcérations chez les jeunes gens des deux sexes de 12 à 20 ans, moins souvent au-dessous de cet âge ; et trois fois seulement chez des adultes. Le plus ordinairement, à de rares exceptions près, j'ai pu remonter à la cause qui les produit et en déterminer la nature toujours la même, chez l'un et l'autre sexe, ainsi qu'on le verra plus loin.

Ces ulcérations, quoique très-fréquentes, passent souvent inaperçues à cause de leur peu de développement ; on ne s'en rend pas compte et l'on se borne à prescrire quelques amers ou à donner une purgation plus ou moins inutile.

C'est surtout sur les cicatrices récentes qui succèdent à de longues maladies, comme à une fracture, ou à toute autre affection ayant plus particulièrement son siége sur les membres inférieurs, et retenant longtemps le malade au lit, que l'on observe ces petites ulcérations si réellement caractéristiques de la cause qui les produit.

Prenons pour exemple un des cas dans lesquels je les ai rencontrées le plus souvent :

Une fracture compliquée de plaie est consolidée ou en voie de consolidation ; la plaie est cicatrisée ou le sera entièrement dans quelques jours, vous l'espérez ainsi ; la plaie se cicatrise en effet, et quoique sa pellicule soit bien mince, le malade est guéri. Peu de jours après vous

voulez constater les progrès de la consolidation de la
cicatrice et vous l'examinez avec soin ; mais au premier
coup d'œil vous découvrez à son centre, soit une ulcération d'un millimètre de largeur, soit une granulation
miliaire, jaunâtre, d'un demi-millimètre de diamètre
environ. Si c'est une ulcération, la granulation existait
la veille ; si c'est une granulation, l'ulcération existera le
lendemain. Quelquefois vous trouvez en même temps les
deux formes ou degrés de développement.

Vingt-quatre heures plus tard, l'ulcération aura le
double d'étendue ; alors son fond est gris jaunâtre,
quelquefois d'un blanc grisâtre ; ses bords sont irréguliers, à pic et d'un rose grisâtre , ou inclinés du fond
à la surface, mais alors ils sont recouverts de cette matière
mucoso-visqueuse qui occupe le fond de l'ulcération et
s'étend, en plans inclinés, du fond jusqu'aux bords, en
pénétrant dans toutes les petites gerçures verticales de
ces bords dont la hauteur est d'un demi-millimètre à
un millimètre au plus.

Parfois plusieurs petites granulations se développent,
soit près de la première ulcération à laquelle elles se
réunissent, soit sur un autre point de la cicatrice où elles
ne tardent pas à se convertir en ulcérations.

Examinez votre malade. — Son appétit est bon, ses
digestions sont faciles ; il devrait reprendre des forces et
de l'embonpoint puisque la plaie est presque entièrement
cicatrisée ou même l'était hier ; cependant, à votre grand
étonnement, il reste amaigri ; sa peau est sèche, un peu
terreuse ; son pouls est petit, fréquent, irrégulier ; sa
figure est pâle ; elle offre quelquefois une légère bouffissure aux tempes, et aux paupières ; ses pupilles sont
très-dilatées ; il n'est pas rare qu'il survienne une petite

toux sèche. A ces caractères qui accompagnent souvent l'ulcération des cicatrices récentes et qui indiquent la chronicité de la cause, restez convaincu que votre malade, soit volontairement pendant la veille, OU SURTOUT PENDANT UN SOMMEIL SIMULÉ, se livre à des exercices qu'il n'oserait point avouer sans une émotion que trahirait la coloration de son visage.

L'ulcération ou les petites ulcérations disparaissent assez rapidement, 48 heures suffisent; la cicatrice de la plaie se raffermit pendant plusieurs jours; puis subitement apparaît une nouvelle ulcération. Cette intermittence est l'indication d'une suspension, de même que la réapparition des ulcérations décèle la reprise des manœuvres auxquelles le malade a l'habitude de se livrer.

Restez seul avec lui; abordez carrément la question, si vous avez affaire à un garçon; avec ménagement si c'est une jeune fille. Votre malade niera en rougissant; il protestera avec chaleur, quelquefois avec indignation ou en pleurant; mais pour le peu qu'il ait confiance en vous, et que vous vous y preniez avec habileté, sans hésitation ou avec bonté, selon son caractère; si surtout vous jetez un doute qui précise, à vingt-quatre heures près, le moment de sa dernière manœuvre, il finira par un aveu qui ne tardera pas à devenir complet. Exposez alors à votre malade les conséquences de cette fatale habitude; parlez-lui de l'influence qu'elle peut avoir sur sa constitution et sur sa santé, ne craignez pas de l'effrayer un peu; qu'il sache bien qu'il ne peut se soustraire à votre vigilance, et que le moindre attouchement se traduira à vos yeux par une nouvelle ulcération. Par crainte de se voir dénoncer ainsi, ou par suite de la conviction que vous aurez portée dans l'esprit de votre jeune malade, vous obtiendrez de lui la promesse formelle de ne pas recommencer. Dès ce moment, s'il tient sa promesse, les petites ulcérations ne tarderont pas à disparaître sous l'influence de pansements faits avec le vin aromatique au quinquina; la cicatrice se consolidera et la guérison sera définitive.

Au milieu d'un grand nombre d'observations recueillies avec soin, je me bornerai à en choisir quelques-unes seulement et à les citer avec quelques détails.

La première observation, recueillie à l'hôpital Saint-Antoine, salle Sainte-Marthe, n° 16, est la plus ancienne; c'est celle à l'occasion de laquelle j'ai été mis sur la voie et conduit de l'effet à la cause.

La seconde observation ne date que de quelques mois.

OBSERVATION I.

Une jeune fille de 12 ans, d'une bonne constitution, fraîche et bien portante, non lymphatique, est renversée par une voiture dont la roue passe sur sa jambe gauche et la fracture à la réunion du tiers inférieur avec le tiers moyen. Une large plaie existe à la partie antérieure; cette plaie a cinq centimètres de longueur sur deux de largeur; elle est oblique de dedans en dehors et de haut en bas; l'os est à nu, plusieurs esquilles devront être détachées. Un appareil de Scultet maintient la fracture; chaque jour la plaie est pansée avec cérat et charpie, quelques cataplasmes sont appliqués. Il se développe du gonflement et de l'inflammation que l'on combat par des affusions d'eau froide. Trois semaines après l'accident, l'inflammation ayant disparu, on enlève trois petites esquilles.

1.

La fracture ne tarde pas à se consolider et la plaie se cicatrise. Après la septième semaine, la plaie est remplacée par une cicatrice de quatre centimètres de longueur sur un à deux de largeur ; sa couleur est d'un rouge un peu violacé. Deux jours plus tard on devait donner des béquilles à la petite malade, pour lui faire faire ses premiers pas, lorsque je fus détourné de ce projet par la présence d'une ulcération de deux millimètres environ, située sur le bord de la cicatrice. Le fond de cette ulcération est recouvert d'une couche très-mince d'une matière adhérente, un peu visqueuse, d'une couleur gris-perle légèrement lavée de jaune. Les bords ont un demi-millimètre de hauteur et sont uniquement formés par la pellicule cicatricielle ; ils sont presque taillés à pic, à la manière des chancres huntériens, sans relief, et sans coloration particulière de la cicatrice environnante. A deux ou trois millimètres de l'ulcération se trouvent deux granulations de la grosseur d'un quart et de la moitié d'un grain de millet, à peine en saillie sous l'épithélium de nouvelle formation : l'un paraissant d'un blanc grisâtre, c'est le moins volumineux ; l'autre d'un gris jaunâtre ; le lendemain, la pellicule étant déchirée, deux ulcérations existent. — Purgation, pansement avec vin aromatique, repos. — Je préviens la petite malade qu'elle doit s'attendre à ne pas se lever avant la guérison des trois ulcérations. Quatre jours après, la première ulcération est guérie, les deux autres ont leurs bords affaissés, leurs fonds sont superficiels ; et le 6e jour, ulcérations anciennes et récentes ont entièrement disparu, laissant à peine traces de leur existence.

Des béquilles sont données à la malade qui fait quelques pas dans la salle, heureuse de pouvoir sortir prochai-

nement de l'hôpital. Cependant les forces ne reviennent
pas, la figure reste pâle, un peu bouffie. Deux jours après
que la malade eut commencé à marcher, j'examine la
jambe qui avait de l'enflure à la hauteur de la cheville;
puis, jetant un coup d'œil sur la cicatrice, j'aperçois une
nouvelle ulcération, de même nature que les précédentes,
située au centre même de la cicatrice. Dans l'ignorance
ou j'étais de sa cause, j'attribuai cette ulcération à la
marche des jours précédents; j'ordonnai le repos, et les
pansements au vin aromatique recommencèrent.

Le lendemain un groupe de quatre à cinq petits bou-
tons ou vésicules se forme tout près et en dedans de la
première ulcération. Ces granulations ont la plus grande
ressemblance avec de petits grains de millet placés sous
l'épithélium transparent. Vingt-quatre heures plus tard
ils formaient autant d'ulcérations irrégulières, réunies à
la plus ancienne et affectant en miniature la forme pha-
gédénique.

La peau est sèche, le pouls irrégulier et nerveux; la
face est pâle, les paupières un peu gonflées, les pupilles
sont très-largement dilatées même à la lumière. — Pour
la première fois, il me vient à la pensée que la jeune
malade, d'ailleurs très-intelligente, se livrait à certaines
habitudes qui pouvaient bien être la cause de l'apparition
irrégulière et si fréquente de toutes ces ulcérations. —
Je causai avec elle, je la raisonnai; et après l'avoir un
peu effrayée à l'occasion du retour de ces petites plaies,
je lui dis, en fixant mon regard sur le sien : — Ma chère
enfant, je n'ignore plus la cause de toutes ces ulcérations
et vous ne guérirez jamais; vous avez une habitude qui
vous en empêchera; vous portez vos mains.... où vous
ne devez pas. Vous l'avez fait il n'y a pas plus de vingt-

quatre heures, je le vois à votre plaie ;... il y a déjà longtemps que vous avez cette habitude... n'est-ce pas ? — Oh !
non monsieur.... cela ne m'est arrivé que trois fois, me
dit la pauvre enfant en rougissant beaucoup. — Après
cet aveu, je rassurai la malade et la calmai un peu en
lui disant : « Voyons, chère enfant, voulez-vous guérir
promptement, marcher comme tout le monde et sortir
de l'hôpital, ou rester au lit toute votre vie et périr misé-
rablement ?... Cela dépend de vous ». — Quelques larmes
coulèrent, puis je fus mis au courant de la situation.
J'exigeai la promesse de ne plus recommencer, et tel
était le vif désir de cette malade de guérir et de sortir
de l'hôpital, qu'elle me dit avec la plus grande ingénuité :
— *Je ne sais vraiment si j'aurai la force nécessaire pour
tenir ma promesse ; faites-moi attacher les mains, cela sera
plus sûr.* — Pauvre enfant !... cela ne devait pas être une
garantie suffisante contre sa funeste habitude. Avec son
consentement, je lui fis passer une camisole et attacher
les deux mains de manière à ce qu'elle pût les porter à
la tête et à la poitrine, mais nullement au-dessous de la
taille.

Pendant douze jours, les mains sont ainsi maintenues
pour vaincre l'habitude. La cicatrice de la plaie est
bien consolidée ; les ulcérations se guérissent, et la petite
malade semble assez affermie dans sa résolution. Les
huit premiers jours se passent ainsi, au bout desquels,
nouvelles ulcérations !... une à chaque angle de la cicatrice.
Évidemment, l'enfant a dû se faire détacher pour donner
satisfaction à quelque besoin légitime *et elle aura mis
le temps à profit ?...* Il n'en est rien : l'enfant nie le fait,
ses mains n'ont point été libres un seul instant ; elle n'a
pu s'en servir à l'usage défendu !... Elle pleure et n'avoue

rien. Les malades voisines confirment ce que dit la jeune
fille. Cependant la preuve est là, doublement représentée
par chacune des ulcérations, — à quoi attribuer leur
existence? — A un état particulier du sang?... A une
diathèse quelconque?... Je ne pouvais l'admettre ; à son
arrivée, l'enfant avait tous les caractères d'une excellente
santé et d'une constitution parfaite.

Tenant essentiellement à être fixé sur cette question,
je priai la sœur de la salle de redoubler de surveillance.
A quelques jours de là, sur les huit heures du soir, la
sœur m'exprima quelques soupçons et nous allâmes vi-
siter la malade. Elle était endormie et, sans la réveiller,
nous relevons subitement la couverture et le drap, des
pieds à la tête : nous trouvons l'enfant couchée sur
le dos, les bras maintenus écartés du corps par l'é-
ternelle camisole ; le membre inférieur gauche est al-
longé ; le membre droit est écarté, la jambe fortement
fléchie sur la cuisse, appuie les orteils sur la cuisse opposée
et fixe ainsi le talon au-dessous de la région pubienne.

L'enfant est encore nubile, aucun signe de puberté
n'existe au devant des pubis ; mais toutes ces régions
pubiennes et sous-pubiennes sont pointillées de goutte-
lettes de sang, et offrent l'aspect d'un vésicatoire auquel
on vient d'arracher sa première couche pseudo-membra-
neuse. Quels frottements ont été nécessaires pour produire un pareil résultat! Quelle aberration de la sensibilité
a pu faire poursuivre un plaisir à travers de si vives
douleurs!... N'est-ce pas là un fait qui prouve que : plaisir
et douleur sont deux sensations dont les extrêmes se
confondent, et ne permettent plus d'assigner à l'une ou à
l'autre ses limites respectives? C'est cette ardeur dont les
traces sanglantes couvriraient de honte la pauvre enfant,

qu'elle s'efforçait à ne point laisser connaître. Aussi, respectâmes-nous son sommeil, et ce ne fut que le lendemain, en présence de la sœur seulement, que je démontrai à la malade la nécessité de se soumettre à un traitement qui la mît dans l'impossibilité de se livrer à sa fatale habitude. Après un consentement plein de spontanéité, les jambes furent maintenues allongées et écartées l'une de l'autre.

. Voici donc la pauvre petite dans l'impossibilité de porter les mains et les pieds dans les régions sur lesquelles elle exerçait avec tant de fureur son ardente nymphomanie.

Huit jours ont suffi pour cicatriser une ulcération de 15 millimètres de diamètre, formée par la réunion de plusieurs ulcérations simples. La jeune fille, plus que jamais désireuse de vaincre sa funeste habitude, est restée quinze jours encore dans l'impossibilité d'éluder ses promesses. Pendant ce temps, toutes traces d'ulcération ont disparu ; la santé est devenue excellente, et la convalescente quitte enfin l'hôpital, l'esprit et le cœur pleins de bonnes résolutions.

Tenu en éveil par un fait qui ne sortira jamais de ma mémoire, j'ai souvent retrouvé chez de jeunes amputés, chez des malades atteints de plaies traumatiques, de brûlures, de fractures avec plaies, *les ulcérations des cicatrices récentes* devenues pour moi le caractère essentiel, et le plus manifeste des habitudes auxquelles peuvent se livrer les jeunes gens des deux sexes : soit comme habitudes antérieures à la blessure ; soit, le plus ordinairement, comme habitudes dont le développement est favorisé par le défaut de soins, surtout pendant un long séjour au lit.

Un fait récent vient encore se joindre à tous ceux que je me suis borné à constater. Il suffirait à lui seul, pour confirmer mon opinion ; aussi, bien qu'à ma connaissance nul chirurgien n'ait jusqu'à ce jour fait mention de ces caractères, je n'hésite plus à les signaler à l'attention de mes confrères, certain que je suis qu'ils auront mainte occasion de confirmer mes observations dans les grands services de chirurgie.

OBSERVATION II.

Dans le courant de juin 1871, un jeune homme de 15 ans, d'une bonne constitution, fait une chute : le tibia et le péroné sont brisés au-dessus du tiers inférieur de la jambe gauche ; le fragment supérieur du tibia, obliquement fracturé, sort par la plaie de la peau qu'il a déchirée. Cette plaie, de 5 centimètres de longueur sur 3 de largeur, est située à la partie antérieure de la jambe, au-devant de l'os qu'elle laisse à découvert.

La jambe, enveloppée d'un bandage de Scultet et placée dans une gouttière suspendue, est soumise pendant huit jours à l'irrigation continue. Les pansements sont faits chaque jour. Au bout d'un mois j'enlève une lame osseuse formée par la couche la plus superficielle de la partie du tibia mise à nu. Cette lame a la forme et l'épaisseur de l'ongle du pouce ; sous elle se trouvent des bourgeons charnus qui promettent une prompte guérison.

Trois semaines plus tard, la plaie est cicatrisée dans les deux tiers de son étendue ; le centre seul ne l'est pas encore, lorsque je remarque sur la cicatrice de formation si récente *deux petites ulcérations* de 2 millimètres environ, à fond gris jaunâtre formé par une matière visqueuse adhérente. Les bords sont irréguliers, un peu à pic, d'une profondeur de 1 millimètre au plus, sans coloration particulière de la cicatrice autour des bords de l'ulcération ; point de saillie ni de dureté de ces bords. Tous les caractères de l'ulcération des cicatrices récentes se trouvent réunis.

A l'instant je jette un coup d'œil sur la figure du jeune malade : peau du visage pâle et terne, régions temporales empâtées, paupières un peu tuméfiées, pupilles dilatées et conservant une grande dilatation, alors même qu'elles sont exposées à une grande lumière diffuse. — Deux de mes confrères sont là ; je leur montre du doigt les ulcérations et je leur dis : examinez bien ; voici des caractères particuliers qui me décèlent certaines habitudes. — Grande surprise.

Resté seul auprès du malade que je sais très-sincèrement religieux, je fais appel à ses sentiments : « Mon ami, lui dis-je, vous ne guérirez pas. — Pourquoi, Monsieur ? — Parce que vous avez une mauvaise habitude. — Oh ! non, Monsieur ! — Vous vous y êtes livré hier au plus tard, ne le niez pas, je le vois... Cela vous est-il arrivé souvent ?— Oh ! non, Monsieur, deux ou trois fois seulement. — Le premier pas était fait. Le malade ne tarda pas à devenir plus communicatif et, certain de sa sincérité sur l'époque de l'origine, sinon sur *le nombre avoué*, je demeurai convaincu que cette habitude ne datait que de quinze jours après l'accident, et qu'elle avait été provoquée par un long et constant séjour au lit pendant les grandes chaleurs de l'été.

Quelques jours plus tard les ulcérations avaient disparu ; la cicatrisation de la plaie était régulière et complète ; un bandage dextriné fut appliqué pour permettre au malade de quitter son lit pendant le jour, et de commencer à faire quelques pas.

OBSERVATION III.

Une jeune malade, actuellement sous mes yeux, présentait hier deux ulcérations caractéristiques : il fallait, sous peine de compromettre le résultat d'une opération et bien certainement aussi l'existence de la malade, éclaircir au plus tôt la situation qui, pour moi, était à l'état de certitude. A la première question qui fut adressée à la malade, l'incrédulité des parents fut vaincue par un aveu franchement ingénu décélant l'ignorance la plus complète du mal.

La candeur de cette petite malade, dans ses réponses à sa mère, prouve combien il est important, à la plus légère manifestation, de prévenir les malades qui souvent ne se rendent pas compte du mal qu'ils se font, et retardent ainsi leur guérison ou servent quelquefois eux-mêmes d'auxiliaires à la maladie. Il a suffi, dans le cas présent, d'un avertissement affectueux, pour soustraire la malade au danger qui, sans cela, se serait aggravé chaque jour. Ce danger est écarté et ne sera plus désormais une complication fâcheuse venant s'ajouter à l'état déjà si grave de la malade.

Il est donc très-essentiel de reconnaître la nature de ces ulcérations ; car la cause, qui en détermine la formation, exerce toujours, soit immédiatement, soit ultérieurement, sur la santé des blessés convalescents ou sur le point de le devenir, la plus funeste, la plus désastreuse influence.

Observation IV.

A la suite d'une amputation de l'avant-bras nécessitée
par l'explosion d'une arme à feu qui avait broyé la main
et le poignet, chez un jeune homme d'une vigoureuse
constitution, j'ai vu le moignon cicatrisé se couvrir de
quelques ulcérations qui ont persisté pendant plusieurs
semaines; s'agrandissant chaque jour par l'adjonction
de granulations nouvelles, jusqu'à ce qu'enfin, ayant
averti le convalescent, il renonça à la fâcheuse habitude
qu'il avait contractée depuis quelque temps.

Observation V.

Après une amputation de la cuisse droite dans la région trochantérienne, la cicatrice étant bien et solide-
ment formée depuis plusieurs jours, je vis survenir des
ulcérations caractéristiques, accompagnées d'inappé-
tence, de dyspepsie, de bouffissure de la face, des paupières surtout, de dilatation de la pupille, de faiblesse,
de langueur et de tristesse. Je me hâtai de faire part de
mes soupçons au malade qui, après une dénégation assez
vive, finit par me faire un aveu complet, suivi de l'aban-
don *des pratiques* qui, seules, étaient causes des ulcérations. Dix jours après, les ulcérations avaient disparu,
et la cicatrice de la plaie était parfaitement saine et régulière.

Observation VI.

Un jeune soldat reçoit une balle dans l'avant-bras
droit; les os sont fracassés; plusieurs esquilles sortent

à la suite de petits abcès survenus à des époques assez rapprochées (quinze jours à trois semaines) l'une de l'autre ; après la sortie des esquilles, une cicatrice se forme sur un fond dur et engorgé. Cette cicatrice ne tarde pas à s'émailler de temps à autre d'une ou de plusieurs ulcérations accompagnées quelquefois d'une granulation miliaire. Je m'empresse de dire son fait au jeune soldat ; il reste ébahi en me regardant ; je le presse plus vivement ; il avoue, et me répond : — Oh! bien, alors je serai promptement guéri ; *on s'en privera.* — Six jours après, les ulcérations ont disparu à la suite de pansements avec le vin aromatique ; la cicatrice s'est consolidée et les ulcérations n'ont plus reparu.

Encore deux faits qui prouvent combien peut devenir funeste la cause des ulcérations des cicatrices récentes, lorsqu'elle se produit chez des sujets dont la constitution est entachée de scrofule ou d'un vice quelconque, comme dans l'exemple suivant ; ou lorsque cette cause exerce son action d'une manière constante et longtemps prolongée, chez un sujet doué d'une excellente constitution.

OBSERVATION VII.

Après une amputation de la jambe dans la région sus-malléolaire, chez un jeune homme scrofuleux dont les os du tarse et l'extrémité inférieure du tibia droits étaient atteints de carie avec état spongieux des os, déformation de l'extrémité malade et trajets fistuleux, la cicatrice se forme assez rapidement. Je considère bientôt la guérison comme complète, lorsque plusieurs petites ulcérations caractéristiques se produisent sur la surface de la cicatrice. J'avertis et j'effraie le malade ; il reconnaît ses torts et promet de renoncer *à ses habitudes d'onanisme* ; mais il ne peut y parvenir. Le malade est pansé avec du vin aromatique ; les ulcérations succèdent aux granulations miliaires ; les unes guérissent, d'autres se forment, puis se réunissent ; mais pendant ce temps la santé s'altère. L'amaigrissement, la toux, le dévoiement surviennent, et le malheureux jeune homme meurt deux mois après l'amputation, victime de sa funeste habitude.

Un dernier tableau, moins rapidement esquissé, achèvera de faire comprendre l'importance du diagnostic déduit des caractères propres *aux ulcérations des cicatrices récentes*, et jettera une vive lumière sur les ingénieuses ressources que savent trouver les nymphomanes, au grand bénéfice de leurs honteux penchants.

Que l'on ne me reproche pas de faire ici du réalisme un peu trop cru ; je le crois nécessaire, ne fût-ce que pour combattre l'incrédulité de certaines mères, et pour leur démontrer que leur surveillance incessante doit se mettre à la hauteur de l'esprit inventif de leurs enfants, alors qu'ils sont adonnés à cette fatale passion.

OBSERVATION VIII.

Une belle jeune fille de 12 à 13 ans, brune, aux yeux noirs, d'une bonne constitution, mais d'une maigreur excessive, est conduite chez moi à l'occasion d'une brûlure phlycténoïde occupant le dos de la main gauche.

Cette brûlure, occasionnée par de l'eau en ébullition, est au sixième jour de l'accident. L'épiderme a disparu, la plaie est à vif ; mais présente quelques traces de cicatrice à sa circonférence. Pansement avec huile d'amandes douces délayée dans un lait de chaux. Quatre jours plus tard la cicatrice recouvre les deux tiers de la plaie. Une plaque cicatricielle en occupe aussi le centre et forme une île, au milieu de laquelle apparaît une granulation d'un gris jaunâtre, d'un millimètre de diamètre, sans rougeur autour d'elle, et qui semble être un grain de millet placé sous un épithélium transparent. Plusieurs autres granulations de même nature et de même couleur apparaissent aussi sur cette partie de la cicatrice qui existe en bordure autour de la plaie. Ces granulations ne tardent pas à produire des ulcérations caractéristiques par la rupture de l'épithélium nouvellement formé. Ces petites plaies sont peu profondes, 1 millimètre environ, les bords et le fond sont recouverts d'une matière grisâtre, assez visqueuse, sous laquelle le tissu est d'une couleur gris de perle un peu rosé. La présence de la matière donne à l'ulcération la forme d'un petit cratère à bords inclinés ; mais après avoir enlevé cette matière mucoso-visqueuse, on voit les bords de l'ulcération comme taillés à pic ou à l'emporte-pièce.

Selon la mère, la jeune fille est depuis longtemps malade ; elle a été traitée pour différentes affections de poitrine et des entrailles, mais sans succès, dit-elle ; et depuis six mois surtout, elle a subi un amaigrissement progressif effrayant. En effet, ses joues sont creuses, ses pommettes saillantes, ses arcades zygomatiques sont fortement en relief au-dessous de la fosse temporale. L'enfant est devenue triste, ses paupières sont gonflées, ses pupilles largement dilatées ; une petite toux sèche existe depuis quelques jours accompagnée de fréquentes palpitations. La jeune malade est d'une irritabilité ex-

cessive ; ses digestions sont difficiles, elle est dyspep-
tique ; des pesanteurs se font ressentir à l'estomac après
chaque repas. Le pouls est petit, faible, fréquent et irrégulier ; du dévoiement existe depuis plusieurs jours ;
c'est le commencement de la fin.

La mère se désole, elle adore sa fille. La fille pleuré
en voyant les larmes de sa mère. — Profondément ému
de cette situation, j'ausculte, j'examine avec le plus
grand soin tous les organes splanchniques, et ne trou-
vant rien qui me rende compte de tous ces accidents, je
reste bien convaincu que j'ai, en ma présence, un ter-
rible exemple des effets les plus funestes de la nymphomanie. L'existence des ulcérations ne me permet pas
un doute.

La mère ne peut croire et partager les idées que je lui
communique en particulier ; elle se révolte à ce soupçon
qui ne fait d'abord que planer sur sa fille chérie ; puis
elle se récrie avec la plus vive énergie et nie la possibi-
lité du fait que je lui affirme. — *La chose* n'est pas
même probable ; elle ne quitte son enfant ni le jour ni
la nuit, elle l'accompagne dans les lieux les plus secrets ;
c'est donc matériellement impossible. — Pauvre mère !..
Elle ne comprend pas que de petites ulcérations soient
pour moi une preuve irrécusable.

Je prie l'excellente femme de me laisser seul avec sa
fille. Aussitôt je fais à cette enfant le tableau de sa situation, de la douleur de sa mère si elle vient à la perdre.
La pauvre enfant se rattache à la vie avec une ardeur
fébrile : — Je ne veux pas mourir, dit- elle, et cependant
je sais bien que je n'en ai pas pour longtemps ! —

Je lui parle alors de ses souffrances, je lui dis que
j'en connais la cause, et que si elle veut m'aider à la

tirer de ce fâcheux état, il n'y a pas de temps à perdre ; cela peut encore être possible, mais il faut qu'elle mette en moi une confiance absolue, et qu'elle ne me cache rien de ses secrets les plus intimes, *de ceux qu'elle ne dit pas même à sa mère.* — Après de nombreuses hésitations entrecoupées de bien des larmes, j'apprends que, malgré la surveillance incessante de sa mère qui ne la quitte pas d'une seconde et qui couche avec elle, la jeune fille parvient encore à tromper sa vigilance.

Voici le fait tel qu'elle me l'a raconté : « Je me mets « au lit la première et je ne tarde pas à faire semblant « de dormir ; je ronfle même un peu, pour bien rassurer « ma mère et lui faire croire que je dors ; mais il n'en « est rien .J'écoute, et lorsque j'ai acquis la certitude « que ma bonne mère est bien endormie, je me hâte de « me livrer à ma funeste, mais insurmontable habitude. « Au matin, ma mère, très-confiante, me trouve en- « dormie, le front baigné de sueurs, ou très-fatiguée « au réveil. J'ai bien des remords de la voir si peinée, « mais cela ne m'empêche pas de recommencer, me « promettant toujours que cette fois sera la dernière. »

Je fus autorisé à mettre la mère dans la confidence. La foudre tombant à ses pieds ne l'aurait pas plus atterrée que cette révélation, quoique faite avec tous les ménagements possibles. La pauvre femme n'en revenait pas d'avoir été abusée aussi longtemps, elle qui jurait, par ses grands dieux, que sa fille était parfaitement innocente du *crime* dont je l'accusais. Mais si les larmes de sa chère enfant ne laissèrent plus un seul doute dans son esprit, les promesses de la pauvre petite commencèrent à la rassurer.

Dès ce moment l'enfant prit une camisole à manche

unique, sans ouverture. Le désir de vivre lui donna le courage de combattre des habitudes si invétérées chez elle ; la surveillance de sa mère devint inévitable et plus efficace ; aussi les accidents ne tardèrent-ils pas à se dissiper. — Bains, frictions, exercice modéré, régime analeptique : viandes rôties, vieux bordeaux, devinrent des auxiliaires puissants. — La santé se rétablit ; la brûlure se cicatrisa promptement ; les ulcérations disparurent et ne se renouvelèrent plus. Les forces revinrent avec l'embonpoint, et cette pauvre enfant, de mourante qu'elle était, devint en quelques mois d'une santé magnifique et d'une beauté ravissante, grâce à l'énergie qu'elle sut déployer pour résister à ses incessantes sollicitations.

Sa brûlure l'a sauvée.

A. PARENT, imprimeur de la Faculté de Médecine, rue Mr-le-Prince, 31.

9 782014 060447